やさしい心をはぐくむ

赤ちゃんが喜ぶ育児

まえがき

私が小児科の診療所を設立した昭和四十九年頃から、育児支援の必要性が叫ばれていましたが、保育園が少し増えた程度で、実際には、何も変わりなかったように思います。乳幼児健診などで、お母さんが疲労を訴えると、「子どもを保育園に預けたらどうか」と保育士さんがアドバイスするのを聞いたことがあります。行政がする育児支援とは、「子供から親を取り上げる」ことなのかと思いました。その後、育児休暇制度ができましたが、学校の先生や公務員などは、比較的取りやすかったようですが、周囲の理解がなかったり給料が減ったりという問題があって、なかなか普及しませんでした。

今は、働くお母さんが増えて、保育園が足りなくなり、待機児童の問題で、行政は苦慮しているようです。

私は、保育園を増やすより、育児休暇を取りやすくしてゼロ歳、できれば一歳半まで、母親が子供と過ごせるようにできないかと思います。

一歳半くらいまでは、母と子の絆の結ばれる大切な時期なので、お母さんたちが、赤ちゃんとゆっくり楽しめる時間を作ってあげることが大事なのです。

今、行政のする育児支援は、少子化対策といいながら、大人の立場からの都合ばかり考えているようです。

今回、診療をしながら過ごした五十年の間に、私が見たり聞いたりしたことを、ありのままに書きました。

誰もがわが子が優しい子どもに育つようにと願いますが、どう育てればよいか、決まりがあるわけではありません。大事なのは、お母さんが「赤ちゃんからのサイン」を感じ取ることではないでしょうか。

いろいろな人の育児をみて、参考になれば幸いです。

平成二十九年九月二日

岩崎と志子

やさしい心をはぐくむ
赤ちゃんが喜ぶ育児

一　初めて出逢ったお母さんたち

昭和二十六年、第十回医師国家試験が済み、私は小児科を専攻するために、ある総合病院の小児科の研究生になった。

初めは、小児科の外来診療に配属された。診察する先輩の医師の隣で、処方箋を書いたり、カルテに記入したりするのが、私の仕事であった。

その日、午後の外来は終わって、私は、来院した子どものカルテを見なおしたり、検査結果を調べたりしていた。そばで、診察を終えた先生が二、三人、くつろいで談笑していた。

そこへ血相をかえたお母さんが、赤ちゃんを抱えて飛びこんで来た。

「助けてください！」

皆、総立ちになって子どもを囲んだ。

ベッドに寝かされた赤ちゃんは、すでに顔は白く、呼吸も止まっていた。

「寝かせていただけなのです！」

悲鳴のようにお母さんが叫んだ瞬間、今度は、髪を振り乱したお祖母さんが、ハアハア言いながら駆け込んで来た。

お祖母さんは、一瞬、周りを見て様子を察知したと思うと、
小腰をかがめ、お母さんを指差して、

「お母さん！　あんたが悪い！」

と、大声で怒鳴った。

鬼のようなお祖母さんの声に、青い顔で立ち竦むお母さん。

皆呆然と立っていた。

その時の情景が、今も映画の一コマのように、目に焼きついている。

その後、どうなったかまったく憶えていない。赤ちゃんの突然死の原因が何であったかも、憶えていない。しかし自分が言われたように、恐ろしく、何時思い出しても、身の凍る思いがする。

当時は、子どもに関することは、すべて母親の責任であった。風邪を引いても、怪我をしても、学校の成績が悪くても、それは、ふだん面倒を見る母親のせいで、母と子どもは一体なのであった。

それからしばらくして私は病室勤務になり、何人かの患者さんの主治医になった。

その頃はまだ結核が多く、国民病といわれていた。幼い子どもたちは感染すると、進行が早く、全身に菌がまわり、脳に入って、髄膜炎を起こすことが多かった。新薬で命を取り留めても、重い後遺症を残し、その治療に長い日時がかかった。

病院は、戦前の建物で、鉄筋ではあったが、結核病棟の子ども部屋は、がらんとした大きな病室に子ども用のベッドが七、八個ならべられて、家族用に小さな椅子が一個置かれているだけで室内は無味乾燥としていた。

病室の子どもたちは、声を出したり、手足を動かしたりしたが、はっきりした意識はなく、立って歩くこともできなかった。すでに、いろいろの薬は使い果たし、他に治療の手立てもなかったが、そのお母さんたちは忍耐強く、つきっきりで看病しつづけていた。

午前中、私は、主任の医師の指示を受け、主治医として毎日その子たちを診察し、栄養の注射をしたり、検査のために採血をしたりした。

どの子も、大きな目をあちこちにむけていたが、私の顔を見る事はなく、笑うこともなかった。ただ針が刺さった時だけは、一瞬、その手をまげたり、からだをそらせたり、痛みはわかるようであった。

お母さんたちは、看護婦さんと一緒に、子どもの体や手を抑えたり、声をかけたりして、私に協力してくれた。それがすむと、毎日、バケツ一杯にたまった子どもの汚れ物を手に、地下室の洗濯場に出かけていった。皆、手で洗っていた。

午後になると、子どもの耳元で童謡を小さな声で歌ったり、千羽鶴を折って、ベッドの脇にぶら下げたり、編み物をしたりしていた。

静かな病室であった。どのお母さんたちも一日中、白い割烹着をつけていた。夜は子どものベッドのわきの床に布団を敷いて寝ていた。食事は何時、どこでしていたか、私は憶えていない。

その頃、その病室に、Sちゃんという、もう学齢に近い子がいた。彼は二歳のとき発病、髄膜炎を起こした。治療で一応収まったが、後遺症で水頭症になって入院を続け、その部屋の主のような存在だった。ただ寝ているだけであったが、時々声を発すると、お母さんには、何か言っているように感じられるらしかった。

「今日は笑い顔をした」とか、「今朝は、かあ……と言った」とか喜んで、同じ部屋のお母さんたちと話し合っていた。

水頭症の頭は、レントゲンを撮って調べると、大脳皮質は薄く、脳室はひろくなっていて、髄液はふえ、大きく頭が膨らんでくるので、時々穿刺(せんし)して液を抜いたが、良くなっているわけではない。毎日、同じような治療の日が続く。

年月が過ぎてくると、初めはよく見舞いに来ていた父親や、家族はだんだん減り、一日中、母親だけが看病することが多くなった。

そして、診療録だけは、日に日に厚くなり、紙は黄色く古びていった。

ある日、私はSちゃんの診療録の表紙の右上の欄外にある、○印の中の、【家】の字が、【生】という字に変わっているのを発見した。

初めは何のことかわからなかったが、母親は離婚し、夫の健康保険の家族の資格がなくなり、子どもは母の籍になったのか、生活保護に変わったのであった。

それでも母親はいつものように何も言わず、Sちゃんから離れず、笑顔を絶やさなかった。

暫くして、私は他の病室勤務になり、どうなったか知らずにいた。

その後、主任医師から聞かされた話によると、子どもを預かるからと説得をうけ母親は帰宅したがSちゃんは間もなく亡くなったとの事だった。

私は、小児科の病室で医師の勉強よりも、母親の覚悟を教えられた気がする。

病気に伴う、人の運命や、不幸といったものを見ながら、医学ではどうにもならないことばかりであった。

昭和二十七、八年、敗戦後で、日本中、皆が辛い時であった。

二　昭和のお母さん

末の娘が小学一年生になった昭和四十九年、私は自宅の裏に小さな診療所を建て、小児科の診療所を開設した。

自分の育児経験と、いささかの知識を役に立てたいと思ったのである。

診療時間は、午前が三時間、午後は四時から五時までの時間であった。

近くに公立病院もあり、経過のよくない患児や、検査の必要なときは、すぐに紹介することができて安心であった。


しかし子どもは、急に具合悪くなることが多い。

ある夜中、呼び鈴に起こされて玄関に出てみると、若いお父さんが一人、立っていた。

赤ちゃんが熱を出し、泣き止まないと言う。

その家までは四～五分の距離があった。慌てて往診の用意を整え外へ出ると、お父さんは無言のまま右手で自転車を引きながら、左手の懐中電灯で足もとを照らしてくれた。

真っ暗闇の中を、浮き上がるように、どの窓にも煌々とあかりがついていたのがその家であった。

案内された和室で、お姑さんらしき人を中心に若い女性が二人いて、大きな布団に寝かされている男の赤ちゃんを見守っていた。

お嫁さんらしい色白のお母さんは、白い割烹着をつけ、お姑さんの言うことに「ハイ、ハイ」と返事しながら、洗面器を出したり、手拭をしぼったり、行ったり来たりしている。

赤ちゃんには、何枚も毛布や掛け布団をかけられ、真赤な顔で泣いていた。

さっと診察をする。それから汗をふき、肌着をとりかえ、便秘の手当てをし、解熱剤を使うと、赤ちゃんは間もなくスヤスヤ眠り出した。

見守っていたお姑さんも、お嫁さんも、若い女の人も、皆ホッと顔を見合わせ笑った。

帰りは、またお父さんが、来る時と同じように足もとを照らしながら送ってくれた。お父さんはやはり無言であったが。

赤ちゃんは、お祖母さんを中心に、両親や叔母さんたちに囲まれて、幸せに暮らしているようであった。

その後、あまり病気することもなく、過ぎていった。

この赤ちゃんが、三歳になった時、お母さんに連れられて私の診察室に現れた。お母さんは、すっかり落ち着いた感じで、優しく、頼もしいママになっていた。

男の子は、お母さんの服の袖口に手をかけて、ちょっと恥ずかしそうに立っていた。

「先生、うちの子、このあいだ、三歳児健診に行ったのです。でも、会場に入った途端に大泣きしちゃって、あばれて身長も体重も測らせなかったのです」

びっくりしている私に、笑いながら、

「保健婦さんに、ちょっと変じゃないかって、言われちゃったの」

そういって、さらに、

「うちに帰って主人に言ったら、『僕の子だからね』って言うのですよ」

と、私も思わず笑った。

夜中の往診の時、送り迎えをしてくれた無口なお父さんを思い出した。

そのお父さんは高校の理科の先生であった。

父親似のこの子は、大家族の中で、大切に育てられていたのである。

健診で初めて大きな会場に行き、大勢の人がいる前で裸にされ、驚いて必死に抵抗したらしい。大人の多い家庭で育った一人っ子や第一子に多く、三歳児健診では、時々見られることである。

私の所では素直に計測させてくれた。少し痩せ型だが、健康である。

しばらくして、妹が生まれ、男の子はお兄ちゃんになった。

妹さんが風邪などで来ると、彼は一人、待合室で絵本を見て待っていた。

そろそろ学校かなと思っていたら、ある日、彼はお母さんと二人で来院した。

診察室に入って来る様子を見ていると、風邪ではなさそうである。

「おはようございます」

きちんと挨拶して椅子に掛けたが、左の頬や、瞼が時々、ぴくっと動く。

チック症である。

このくらいの子どもに起こりやすく、緊張している時などに多く見られる。

妹さんが生まれて何かと気を遣うことが多いのかなと思い聞いてみると、どうやらお稽古事で忙しいようだ。

お母さんの話によると、お習字、公文、お絵描きなどをしているが、まだ一ヶ月位しかたっていないのに、もうやめたいと言っているとか。

「三つもするのは大変じゃないの。お稽古が負担になっているのではないの？」

と、聞くと

「本人がやりたいって言うから始めたのです。自分で言ったことは、守らなくてはいけないですよね」

お母さんは、堂々とそう言って、自信ありげである。

「このくらいの年の時は、お友達がしている事など、自分もやりたいものよ。やってみて、どんなものか分かるのだから、一つの経験でしょ。いいじゃないの」

「すぐやめるなんて、ワガママじゃないですか？」

お母さんはなかなか厳しい。譲らない。

今回は、お父さんには相談していない様子であった。

「精いっぱいがんばっていたのよ。だからチック症のような症状が出てきたのよ。お稽古は、もっと楽しく、気楽でなければ……」

私も負けてはいない。チック症の病気の説明をして、お稽古が楽しめるようにと話すと、お母さんも納得して、一つだけにしてみることになった。

私は絵のお稽古だけにするといいかなと思っていたが、後日、公文だけにしたと聞いた。彼は、算数が好きらしかった。

まもなくしてチック症は治ったそうである。

その後、私はランドセルを背負って、元気に学校に行く彼を見かける度に、お母さんを思い出した。

同じ頃、反対のような境遇にいたお母さんのことも思い出す。

そのお母さんは来院する時はいつも赤ちゃんをおんぶしていた。小柄で口数も少なく、どこか寂しげな顔つきであった。

赤ちゃんはよく鼻水を出し、熱を出してきた。私が家で暖かくしているようにと言っても、小さな声で、「なかなかできなくて」と、忙しそうに帰って行った。

ある時、熱と咳があって、気管支炎の症状も出ていたため、私は強く、「安静にしているように」と言った。

だが、お母さんは、やや硬い口調で、

「今日はこれから、空港までお客さんを迎えに行くのです。お義母さんの知り合いで、行くようにと言われているのです」

それは絶対的なもののようで、待合室で薬を飲ませると、ねんねこを羽織り、マフラーをして駅のほうへ早足に歩いて行った。

その後、しばらく姿が見えなかったが、ある夕方そのお母さんが、現れた。

子どもはまた風邪だったが、診察の後でポツリと話し始めた。

「主人が亡くなったのです。あまり行ったことのない道で、倒れていたのです。会社で労災にしてくれました。でもお金は、義母が『自分も困るのだから半分くれ』というのであげたのです」

なんという事だと思いながらも、慰める言葉もなく、ただお母さんの話を聞いてあげることしかできなかった。

その後お母さんは二度と現れなかった。

たぶん、子どもと二人の道を歩いているのだろうと思い、あの姑から離れることのできたことが、せめてもの幸せと思った。

当時のお母さんたちは、それぞれ置かれた場所で咲く花のように、環境に違いはあっても、それなりに考え、一生懸命子育てを励む、『昭和のお母さん』だったのだろうと思う。

周囲は社宅や公団住宅が多く、転勤などで、その後の子どもたちを見ることはあまりできなかった。


それから五十年近く過ぎた今、思いがけない出会いもある。

長い間私の歯の主治医だった先生が亡くなられ、息子さんが後を継がれたと聞いていた。

年に一度歯の検診があり、お花を持って伺った。

診察も済んでから、亡き先生の奥様が待合室にいらして、先生のお話などをしたが、終わりに息子さんが赤ちゃんの時、急に具合が悪くなり、私の診療所に来て、私から腸重積だから日赤へと紹介されすぐに連れて行ったと話され、とても驚いた。

腸重積など、小児科にとっては重大な病気なのに、私は全く覚えていなかったのである。

たぶん、日赤での素早い対応、治癒により、記憶に残らなかったのだろう。

何十年も過ぎた昔の赤ちゃんと小児科医師は、これからは歯科の主治医と患者の関係となって過ごしていくのである。

三　保育園医三十年

私が小児科の診療所を開設して間もなく、近くに公立保育園ができた。昭和四十九年のことである。

市立としては初めてのゼロ歳児保育をするというので、市の広報の第一面に掲載され、既存の保育園にも順次これからゼロ歳児保育室を増設すると書かれてあった。

民間ではすでに、あちこちで行われ、かねてからゼロ歳児の公的保育が要望されていたのである。

私は基本的に、ゼロ歳の乳児は一対一の育児が必要と思っているので、保育園での集団保育には疑問を持っていた。嘱託医はひきうけたものの、市がこのように広報で宣伝すると、若い人たちが子どもをあずけるほうがよいと思うのではないかと心配になった。

当時の市の児童課の職員に、

「親子関係が薄くなって親の面倒を見る人が減っているのに、保育園に子どもの養育を頼む人が増えては、将来、保育園の数ほど老人ホームを作らないといけなくなるかもしれない」

と言ったら、職員はまじめな顔で、それは児童課の仕事ではありません、と言ったので吹き出してしまった。

保育園はゼロ歳児九人に対して保育士三人に、補助員、他に看護師、栄養士がつき、嘱託医は月一回健診することになっていた。

四月、保育園のゼロ歳児の部屋に行ってみると、学校の教室くらいの広いフローリングの北側に、子ども用のベッドが並んでいた。

南面には、木のサークルに囲まれた十畳位の畳に、九人の幼児がそれぞれの方向を見てお座りをしていたが、私を見て一斉に泣き出した。ハイハイをしたり、サークルの木につかまって立ちあがろうとしたりして、私から逃げ出そうとしているみたいだ。三人の保育士さんは、皆を抱くわけにいかない。結局、中から一人ずつ抱っこしてサークルから出し、隅で診察を始めた。

普段、診察の時に泣かれるのは慣れているが、いつも抱っこしているのはお母さんである。保育士さんにしがみついて泣いているのを診るのは、少し気が重い。私は、毎回気軽な服装で、白衣も持たず、遊びのような雰囲気で部屋に入り、診察したが効果はなかった。保育士さんたちに慣れても、たまに来る人に対しては、恐れや警戒のまなざしで泣く。そのうち、だんだん私のほうが慣れて、泣かれても気にならなくなった。

初めて集団に入った乳児は鼻汁を出し、互いに風邪を移しあい、中耳炎を起こしたりする。予防接種のおかげで、麻疹のような病の感染の心配ないのは有難いけれど、毎年のように、手足口病や風邪が流行すると皆感染する。

保育園に入れて仕事を始めるようになったら、風邪ばかり引いてと嘆くお母さんもいたが、集団生活が初めてで、そこから病気のウィールスを次々にもらって発病するのであって、その子どもが弱いわけではない。

この保育園は郊外にあって、園庭も比較的ひろく、その庭で運動会やら、鬼ごっこなどあそぶことができた。また近くで芋ほりなどもしていた。

近頃は保育園を作る場所がなく、また、通勤の便利さを考えて駅の近くが良いといわれている。今、保育園の三分の一には庭がないそうである。そのために、保育士さんがバギーというリヤカーのような乗り物に数人の子どもを乗せて、公園につれていくのを見かけるようになった。

二歳以上の園児は、一年に二回、健康診断があり、皆、順序良く並んで診察を受ける。このくらいの年齢の子は特に泣く子も少なく、保育士さんの指示に従い、並んで待っている。年長児で、お願いしますと挨拶をするよう言われたクラスの子は、言われた通り挨拶し素直である。

たまに多動の子とか、逆にのろい子、泣く子、食べないとか、遊ばない子などの相談をされるがほとんど問題はなかった。

一歳半、二歳になって言葉の遅い子は、発達障害の心配で、専任の保育士をひとりつけるかどうか、保育士と家族のあいだで、十分な話し合いが必要であった。

あるとき、虫歯の沢山ある女の子がいて、聞いてみると父子家庭であった。そのお父さんは、遠足などお弁当の必要な時は、きちんと美味しそうな弁当を作って持たせ、子どもの面倒をよく見ているとのことだった。それでも歯医者までは気が付かなかったかも知れない。

「痛くない」

と言うその子の言葉に、とかく母子家庭のことばかり言われているが、父子家庭の子どもの気持ちも思いやる必要があることを感じた。

保育に関して、記憶にあるのは、保育園での昼寝の時、寝小便をする年長の男の子である。

やや小太りの無口な子で、あまり活発な感じはしない。家では夜間に小便はしないと言う。すでに六歳になっており、入学も近く昼寝が必要とは思えない。

「昼寝をやめたら」

とアドバイスしたが、園児が一人でも起きていると、保育士さんが、連絡帳に記入したり、休憩をとったりすることができないと言われた。

保育に関するアドバイスは、市の規則や何かの都合に阻まれて、ほとんど実行不可能であった。

結局、園医は決められた健診だけを黙々と行うのが務めと思えた。

園医三十年の間で嬉しかったのは、育児休暇制度ができた時で、単純な私はこれでゼロ歳児保育に歯止めがかかると思ったのである。

しかし、制度ができただけで実際に使うことができない現実を後で知った。休めば収入が減るとか、職場の他の人への負担、上司の無理解などである。

食中毒や伝染病は、集団生活をするところでは気遣いの多い分野である。

平成八年頃だったと思う。保育士の一人が腸管出血性大腸菌腸炎O157に罹ったときであった。

当時流行し、小児は重症化するので、感染者が保育士から出るのは脅威であった。

ある夕方、管轄の保健所医師から、その大腸炎の感染者が出たと連絡が入った。

翌日、消毒、検査などが行われ、その日の夜、保護者を集めて説明会が開かれた。

会には、保健所の医師をはじめ、市役所から数名、園医、園長、保育士も関係者全員が出席して、数十人の父母の前に並んだ。

病気については、保健所の担当医が明快に説明した。

一方、父母からは質問や要望が続いた。特に、保健所の対応が遅いという不満や、夜中に発病したらどうするか、という心配が目立った。

保健所は都立病院に連絡すると答えたが、父母側はすぐ近くの市立病院の小児科への受診を希望した。

しかし同席していた市役所職員が、「市立病院は小児科医が二名しかおらず、夜間は対応できない」との返答。すると前列に座っていた母親たちがいっせいに反発した。

「市立保育園の出来事なのに、どうして市立病院が協力できないのか？」

「なぜ、今日、責任者は出席しないのか？」

それだけではない。

「保育料が安いからといって、無責任なのは困る」

という発言も出て驚いた。当時は私立保育園も多く、親はえらぶことができたのである。

「私たちは、お客様です。保育園は他にもあります」

などなど、市に対する不満が爆発したのだ。

議論は夜の十時過ぎまで続いた。

翌朝、助役の裁量で、二次感染の可能性のある二週間だけは、この保育園の園児のみ、夜間でも市立病院の受診ができる事になった。

発病した保育士は、間もなく治癒し、感染した園児もなく、無事に過ぎた。

その後、報告会が開かれたが、前回発言したお母さんたちの顔は見られなかった。

後日、新聞に、西瓜を湯通ししている幼稚園の記事を見て行き過ぎと思ったが、その後、保育園では生モノを出さないようにしていると聞いた。

平成十六年、園医を辞めて十年近く経ち、最近の様子を知りたいと思った。現在の園医は私と親しい小児科医なので、健診に同行させてもらった。建物や室内の様子はほぼ変わりなかったが、職員は誰一人知っている人はいなかった。園長の話によると、ゼロ歳児の定員九人を削減し、六人としたとのことであった。ゼロ歳の間は、お母さんに育児休暇を使ってもらうことになり、かわりに一歳児の定員を増やすことができたという。

ゼロ歳児の集団保育をなくしたい私の願いが、漸く実現の第一歩を踏み出したと思った。

四　麻疹・風疹との闘い

麻疹も風疹も、今は予防接種のおかげで、日本でもようやく流行がなくなってきている。

私が小児科医院を開業する前の昭和四十七年頃、麻疹の生ワクチンはすでに開発されていた。しかし高価で、その上公費の助成はなく、また副作用の不安もあり、接種を受ける人は少なかった。

そのため麻疹は毎年のように流行した。

麻疹には、効果のある薬はなく、予防として「ガンマーグロブリン」という注射が使用されるぐらいである。これは発病してからでは効果はなく、受けておいても、麻疹を軽くする程度の期待しか持てなかった。

麻疹は初めに、風邪のように咳や鼻汁と、熱が二~三日続く。熱が下がって良くなったかと思った次の日、高熱とともに赤い発疹が出てくる。発疹は顔から始まり、胸、腹、背中、つぎに四肢と広がり、特に顔は瞼が腫れて目脂で目も開けられないほどである。食欲もなくなり、極度に体力が落ちる。

三〜四日たって、漸く熱が下がっても、発疹は黒くなって残り、その後、人によっては、中耳炎、肺炎、時に脳炎という重い余病も起こす。

麻疹の嫌なことのひとつに、診断のつく前から周囲への感染力が強く、特に病院の待合室での感染が懸念されることがある。

同じ市内ですでに開業されていたM先生は、麻疹と診断すると、待合室で同席した子どもの親に知らせて、その子にガンマーグロブリンを打って、麻疹に感染しても、軽く済むよう努力されたと聞いていた。

以前M先生から、小さい時から診ていた小学生の男の子が、用心してガンマーグロブリンも打っていたのに、麻疹に罹患し、脳炎をおこして死亡した、という話を聞いたことがあった。

私にはそんな経験はなかったが、心配される先生の気持ちはよくわかった。

だがある時、以前にM先生にかかっていたお母さんから、

「私の子は、麻疹の子と待合室で接触したと言われて、ガンマーグロブリンを打ったのに、実は、移っていなかった。痛い思いをして、高い料金を払わされて損した」

と聞かされた。健康保険は病気の予防には使えないのだ。

お母さんの言い分も、もっともだと思ったが、他に良い案は浮かばなかった。

しばらくして麻疹が流行りはじめた。待合室での感染を防ぐため、麻疹と診断のついた子は、次からは皆、往診することにした。

私は診察室の扉が開く度に、誰が何処に座っているか、見ておくようにしていた。

そんな観察をしてみて、患児の隣に座っていても感染するとは限らず、逆にちょっとすれ違っただけでもうつされることもあることが解った。

ある時、接触したとみられる子のお母さんに、うつったかもしれないが、ガンマーグロブリンで軽くする方法もあることを伝えた。

そのお母さんは少し考えていたが、

「先生が黙っていれば、私は知らないわけですよね」

と言う。うなずくと、

「それでは、伺わなかったことにしてください。知らないでいる方がいいです」

と言った。

少し驚いたがそのまま様子を見ることにした。幸いその子は発病しなかった。

その後、私は接触を伝えることはやめた。

まもなく私は診療所を改造して、入口の三和土《たたき》と診察室の間の壁をこわして、小さな隔離の部屋を作った。中に椅子を置き、ぬいぐるみをぶら下げた。

流行期、受付で症状を聞き、疑わしい患児は待合室に入れないで、この隔離室に入ってもらい、優先的に診察した。

この方法で、私の小さな診療所は、麻疹のほかに、風疹や、おたふくかぜ、水痘など、院内感染を防ぐことができた。

後日、その話を産婦人科の友人にすると、

「小児科の先生って、そんなこと心配するの？」

と半ばあきれ顔で驚いていた。

お産や、手術で緊張感の続く科から見ると、小児科医の心配は全く些細なことかもしれない。

その後、麻疹ワクチンは公費となり、定期接種となって、子どもの大流行は次第になくなった。だがワクチンによる免疫はだんだん弱くなるのか、子どもの時、一回接種しただけでは不十分らしく、大人になって感染する人が増えた。

時ならぬ流行が、成人の間でも起きた。

麻疹を診たことのない若い医師も多く、患者のおばあちゃんが代わりに診断したという笑い話も出た。

小児科学会が二回目の公費による接種を提言しても、国はなかなか認めなかった。その頃、アメリカではすでに麻疹はなく、日本からの旅行者が持ち込んだりして、日本は麻疹の輸出国といわれていた。

平成十八年、漸く二回の公費接種が決められて、麻疹の国内の発生はなくなった。私の目から見ると、随分長い年月がかかった気がする。


風疹は、昔、三日麻疹と言われ、熱と共に発疹が出て、二〜三日で治る。麻疹と同じく、薬はないが、比較的軽く済むので、あまり話題にならなかった。だが時に、脳炎を起こすことがあり、又、妊娠中に罹ると胎児が「先天性風疹児」

という心疾患や難聴を起こすことが知られている。

風疹も麻疹と同じく生ワクチンによって免疫が得られるようになり、今では麻疹と風疹は一緒に接種を受けることができる。

これで決着がついたと思っていたが、近年、報道によると、風疹が一部で流行し、先天性風疹児が何人か生まれたという。

私は、憤りとともに、情けない思いがした。

予防接種が十分に行き届いていれば防ぐことのできる風疹を、流行させてしまったことは、行政の責任でもあるのではないか。

平成二十九年一月二十五日、A新聞に、二月四日を「風疹の日」とするプロジェクトをつくり、五輪までに風疹の流行をなくすようにするという記事があった。

風疹を恐れて、観光客が来日しないと困る、という話である。

五　お祖母さんと孫

私が診療していた頃、お母さんが仕事や、病気のために来ることができず、代わりにお祖母さんが病気の孫を連れて来院するケースがよくあった。

どのお祖母さんも、優しく、行き届いた看病をしていた。

おかゆを作るのがお母さんより上手だったり、苦い薬を飲ませるのにそれなりの工夫をしていたりで、診ている私も安心だった。

その中にS市の自宅から1時間、娘の住むH市までJRで毎日通って、孫の面倒を見ているお祖母さんがいた。

まだ五〇代、大柄だが地味な服装で、一歳過ぎた男の子を抱いて、いつもニコニコ顔で診察室に現れた。娘さんは医師になったばかりで忙しいという。その娘さんのために、育児を手伝うのがとても楽しそうだった。

すでに母が他界し、三人の子どもの育児と診療の両立にキリキリ舞いの私には、うらやましい存在だった。

その坊やが三歳になり、保育園にも慣れて、一息つけるようになったある日、お祖母さんが少し改まった口調で訴えた。

「私が娘の子ばかり面倒を見るので、息子が自分の子も見てくれっていうのですよ。でも両方は無理ですよねえ」

私は返事につまった。

今まで息子さんについての話は耳にしたことがなかったのである。

聞けば、お祖母さんのすぐ隣に住んでいて、一歳の男の子がいるという。思わず、

「将来どっちの世話になるつもりなの？」

と聞くと、

「それは息子です」

と、当たり前と言いたげな返事である。

私の目の前にいた優しいお祖母さんはたちまち身勝手な姑に変身していた。

このことがあってから私は、他のお祖母さんが来院するたびに、どちらの孫？と聞くようになった。なんと大半が娘の子。

中には、

「嫁の子だったら見ませんよ」

とはっきり言う人もいた。

この年代の人は、育児は女の仕事と考え、娘が忙しい時は、母親が手伝うのが当たり前と思っているようにみえた。

だがしばらくして、違ったお祖母さんに出会った。

夕方の診察時間に、若いお母さんと、七、八ヵ月くらいの赤ちゃんを抱いたお祖母さんが入ってきた。

お母さんが赤ちゃんを受け取って、椅子にかけた。

少し咳が出る程度で、赤ちゃんは機嫌も良く、心配はなかった。

お祖母さんは、診察をしている間、お母さんの後ろに回って、横から手を出したりして赤ちゃんをあやしていたが、診察が終わると赤ちゃんを受け取り、

「では、私は一足お先に」

と、嬉しそうに、診察室を出た。

ところが、私がお母さんに薬の話を始めた時、

「ドターン」と滑る音がして、

「ワァー」と言う赤ちゃんの泣き声。

飛び出してみると、お祖母さんは赤ちゃんを抱いたまま、ひっくり返っていた。滑って腰を打った様子。

赤ちゃんには怪我はないようで、すぐ泣き止んだ。

お祖母さんは大丈夫かと、心配して近づくと、すっと起き上がるや否や、お母

さんの前に行って床にひざまずき、両手をついて、

「〇〇子さん、ごめんなさい」

と、頭を下げたのだ。驚いた。この人は姑だった。

お嫁さんは困惑顔で黙ったままだった。このお祖母さんは、お嫁さんに気を遣いながら、孫を見ていたのだ。

赤ちゃんを抱いたお嫁さんの後について、すごすごと帰ってゆくお祖母さんの後ろ姿を見て、もう孫を抱かせてもらえないのではないかと思うと可哀そうになった。


同居していなくても、息子夫婦に強い影響をあたえているお姑さんもいる。

ある日、三歳の長女がどもるようになったと、生後三ヵ月くらいの次女と一緒に、若いお母さんがやってきた。

次女の出産のため実家にいたが、その時は何ともなく元気であったそうだ。だが数日前に家に帰ってから、長女がどもるようになったと言う。その子はそんな話をしているお母さんを、じっと見上げている。

「お母さん、お家でのんびりできた？」

と聞くと、

「ええ」

と初めて笑顔になった。

実家にいる時と違い、家に戻ってから、二人の子どもを一人で見なければならないお母さんは、緊張して、長女には厳しくなったのではないだろうか。その雰囲気が賢い長女に感じられて、どもったのだと思えた。

「心配ないから、ゆっくり、笑顔でお話ししてあげて」

と話すと、お母さんは納得して帰っていった。

しばらくして、次女が風邪をひいたと、連れてきた。

今日は、お父さんも一緒である。風邪はたいしたことはない。お母さんの話によると、長女のどもりはすぐ治ったが近くに住むお姑さんが、どもりは実家に帰ったあと起きたのだから、暫くの間、実家に行くなと言われたという。

それで夏休み前、長女の三歳児健診の時にお父さんも同伴し、どもりが実家のせいでないことを、診察した医師から説明してもらったが、お父さんは納得してもお姑さんの説得はできず、実家には行かれなかったそうである。

そんな話を、若いお父さんはニコニコして聞いている。

「それでも、お父さんがご一緒で、いいじゃありませんか」

といっても、お母さんは

「でもうちに帰れないのですもの」

と、ちょっと拗ねた子どものようで、私には可愛らしく見え、微笑ましい感じがした。このお父さんのフォローで、乗り切れるだろうと思えた。

一口にお祖母さんと孫と言っても、人それぞれであることを考えると、たやすくものは言えないと思った。


その頃、私は市からの委託事業である乳幼児健診をしていたが、そこでも、お祖母さんたちと出会うことはよくあった。

四ヵ月健診では、お母さんの付添いといった感じで、荷物を持って、嬉しそうに母親と孫の後ろに控えていた。

一歳半健診では、仕事をしているお母さんの代わりに来ることが多かった。どのお祖母さんたちも若々しく、手慣れた感じであった。

けれどいつの頃から、お祖母さんの姿が少なくなり、近頃はほとんど見られない。代わって、お父さんが時に来て、世の中のイクメンを思わせている。

あるとき、一歳半健診に、身ぎれいな装いの中年の女性が、ワイワイ泣いている子を抱いたまま席に座った。

やや険しい顔つきのその人は、

「今になって、この子の面倒を見るなんて……」

呟くように言うと、泣いてしがみつこうとする子を、邪険に私の方に向かせた。

「えっ、どうしました？」

聞くと、息子が離婚して、子どもを連れて帰ってきたという。お祖母さんから見ると、やっと自分の時間ができたと思ったら、息子が帰ってきた。振り出しに戻ったというわけのようだった。

どのような理由があるにせよ、子どもに責任はない。

この子はどのように育てられるのか、このお祖母さんにこそ、育児支援が必要と思われた。

両親がいても、子どもにとって、祖父母からの愛情はまた別の幸せがある。だが高齢化社会になる一方で、経済も厳しくなり、祖父母自身も働けるうちは働いて、身を守らなければならない時代になった。

それは孫にとっても、淋しいことになったと思われる。

昨年、友人のお孫さん夫婦に赤ちゃんが生まれて、皆が曾孫の誕生を祝福した。だが共働きの孫夫婦は、四ヵ月の赤ちゃんを保育園に預けているため、なかなか会うこともできず、抱いてあげる機会もあまりないと言う。

熱を出したりして保育園に預けられない時は、お祖母さんは看病に行かれるが、曾祖母の友人は何もできないとか。

そこで、こんど友人の家の敷地に三階建てで、孫夫婦、娘夫婦、友人の三世帯の家を建てることになった。一年が過ぎ、この理想的な話の行方に、私たちは期待している。

六　赤ちゃんは怒る

夫婦そろって外出するという姪に頼まれて、五ヶ月の赤ちゃんを預かったことがある。姪は姉と同居していたが、小児科医である私に預けるほうが安心と思ったらしい。

その頃、私は自分の子ども三人の子育て中で、専業主婦として暮らしていた。姪の赤ちゃんには、二、三度会ったこともあり、目が覚めたらミルクを一回あげればよい、とのことで気安く引き受けた。

当日、夕方連れて来た時、赤ちゃんはよく眠っていた。

色白で、眉の濃い女の子である。

六時頃、目を覚ました様子。授乳の時間だったので抱き上げたらじっと私の顔を見ているだけで口を開けない。

まだ欲しくないのだと思って寝かせた。

しばらくして、何か探すように顔を動かすので、抱いてミルクの哺乳瓶を見せたが、今度は悲しそうに顔をしかめた。哺乳瓶の乳首を唇につけると首を振って泣き出した。

母親を探しているのだ。まわりもいつもと違うという不安に、空腹が加わって、泣き声は次第に叫び声になっていった。

抱いて歩いても、子守唄を歌ってみても、ゆすっても効果はない。次第に怒りだし、真赤な顔でそっくり返って落ちそうになり、私はよろめいた。手に負えない。

こちらも泣きたくなってついに、姪を呼びもどした。

慌てて戻った姪からミルクをもらって、しゃっくりしながら飲む赤ちゃんの眼尻には涙が光っていた。

私は、姪を楽しませてあげたいと思ったのが、とんだことになり、面目ないやら、情けないやらで、つらかった。

赤ちゃんは生後三ヶ月頃から母の顔を覚える事は知っていたが、これほど人見知りで、抵抗されるとは思わなかった。

考えてみると、私自身、子どもの乳児期に、夫以外に子どもを預けたことはなかった。

赤ちゃんから見ると、目を覚ましたら、お母さんはいない。お母さんがいなければミルクどころではない。どうしたのかわからないだけに不安は募り、それが怒りになって泣き叫んだのである。

その後、私は小児科の診療所を開設し、毎日赤ちゃんと出会うことになった。

ある日、三歳くらいの男の子をつれて、六ヵ月過ぎの赤ちゃんを抱いたお母さんがやってきた。

お兄ちゃんは、一人で診察用の椅子に座った。お母さんは赤ちゃんを抱いたまま、後の椅子に座った。待合室で母乳をあげていたらしく、赤ちゃんは、しっかりお乳をくわえている。

私は、一人でシャツを脱ごうとしている男の子を少し手伝って、裸にしてから、まずお母さんに、どんな症状かを聞いた。

お母さんは、顔をあげ、男の子を見ながら、

「咳が出て……」

と言い出したとたん、赤ちゃんは乳房を離し、ぎやぁと泣き出した。驚いたお母さんが、赤ちゃんを抱き直し、乳房をくわえさせると、赤ちゃんはお母さんの目をじっと見ながら、また、ごくん、ごくん、と飲みはじめた。

そこで、お母さんが改めてこちらを見ながら、

「初めは鼻汁だけだったけど、だんだん増えて……」

と、説明を始めると、赤ちゃんはまた乳房を離し、わーっと泣き出した。

今度は、反り返って、両手をあげバタバタさせ、顔を赤くして怒っているようだ。

私は驚いて、思わずお母さんと顔を見合わせた。

改めて乳をあげるとぐいぐい飲みだす、その眼はしっかりとお母さんをとらえて、離さない。

それからは、

「咳が止まらないのね」

「熱はないのね」

と、私が一方的にしゃべり、お母さんはうなずく程度で、診察を進めた。

こんなことは初めてであった。お母さんも、家では気がつかなかったと言う。

この赤ちゃんは、自分がお乳を飲んでいるあいだ、お母さんがしっかり自分を見ていないと嫌なのだ。自分が一生懸命飲んでいるのを見ていてほしいのだ。

赤ちゃんが、お母さんを見つめる目に、頼もしいものを感じた。

こうして母と子の絆が育っていくのであろうか。

こんな時期から、赤ちゃんはお乳を飲みながら、お母さんの顔をみて、ウクン、ウクン話すようになり、周囲への関心が育ってゆく。

私が姪の赤ちゃんを預かって失敗したのは、こんな時期だったのだ。


その頃、私はある育児書で、預けられた赤ちゃんは捨てられたかと思って泣く、と書いてあるのを読み驚いた。

保育園に預けられる朝は、不安で泣き、夕方ひろいに来てもうことで安心する。赤ちゃんはそれを繰り返すことによって、その能力で自分が預けられていることを学習する。だが不安で泣くとき、それが脳にどのような影響をあたえるかわかってないという。

そんな考え方もあるのかと思ったが、深く調べることもできず、その後、そのような話を聞くことはなかった。

病児保育をしている小児科医の話を聞いたことがある。その先生は、診察室の二階で病児保育をおこなっているが、年長児は看護師さんに遊んでもらって喜んでいるが、乳幼児はいつもと違う場所に驚き、一日中泣いている子もあるとのことだった。

かつて、市立保育園の園医をしていた時、ゼロ歳室にいた乳児が風邪を引いた。お母さんは休みが取れなくて、よその病児保育室に行った。治癒して元の保育園に戻ってきたが、二、三日の間おびえたようで、落ち着かなかったという話を聞いたことを思い出した。

病気の子どもを親から離すことは、情緒不安定にするのではないだろうか。

その後、平成二十六年十月二十六日の朝日新聞で、

「赤ちゃん、治療の痛みケア」

という見出しのとあるこども医療センターの記事を見た。

未熟児に対して、注射など痛みを伴う泣く治療が多い。赤ちゃんが繰り返し痛みを経験すると、情緒の発達などに影響が出る可能性があると分かってきたので、未熟児の治療に伴う痛みを減らす取り組みが始まっているとの事である。

それで、注射の時はお母さんにしっかり抱っこしてもらうと、少し良いそうである。

赤ちゃんが泣くのを、当たり前とか、ときには、泣くのが仕事とか、大人の都合のいいように解釈してはならない。

乳幼児期に親や保育者との間に、信頼関係が育たないと、子どもはどうなるのだろう。

七　今どきのおむつはずし

子どもの頃、おむつをしていたことを覚えている人はいないと思う。

でも、おむつには、誰もが一度はお世話になっているのである。

昔は、古い浴衣をほどき、袖や身頃を輪にしてその二、三枚を一組として使った。

赤ちゃんのいる家では、洗濯して竹竿に通して乾かす風景が、毎日見られた。

私の場合は、当時「暮らしの手帳」で推薦していた吸湿性が良いという白い布の四角形のおむつを三角形にして使った記憶がある。すでに洗濯機があったが、生地が傷むと思い、おむつだけは手洗いして、次の子にも使えるよう大切に扱った。

その頃、おむつは生後一歳から一歳半ぐらいの間で、はずすのが普通であった。

それより早く取れると、「うちの子は何ヵ月で取れた」と自慢の種になったりした。

私が五歳の時、祖母が一歳の弟を後ろから抱えて
「シートトト……、シートトト……」

と言いながら、裏庭の雑草の生えているところでおしっこをさせるのを見てい

たことを覚えている。のどかな、よき時代であった。

私より八歳上の姉は長男の嫁が若くして亡くなり、代わって幼かった二人の孫を育てた。その長男の長男に、赤ちゃんが生まれ、姉は曾祖母になった。その頃、私も子育てが一段落し、小児科医として、小さな診療所を開いていた。姉は電話で時々曾孫の様子を知らせてきた。

ある時、曾孫がもう三歳近いのに、母親が自然にまかせると言って、おむつを取ろうとしない、と心配してきた。オシッコで、ぐっしょり濡れているおむつをぶらさげたまま、走り廻っている曾孫を見るのが、姉にはたまらないようであった。

なにか言いたい姉に、私は黙っていたほうがいいと返事した。近頃のお母さんは、おむつを取るのが苦手のように感じていたので、そんなことに口を出して、お嫁さんに嫌われるのではないか心配だったのである。

私自身は、長女が一歳過ぎた時、長男を妊娠していて、おむつをはずすことができず、そのままにしているうちに、出産した。入院中長女は、夫に連れられてきたが、おむつをしていなかった。

聞くと、おむつかぶれができたので、パンツだけにしたら、教えるようになったとのこと、長女が夫の実家で、母親もいないいなか子どもなりの気づかいをしたのだろうと、いじらしかった。

長男や次女の時はどうだったか、全く覚えていない。

歳月が過ぎ、紙のおむつが現れた。年々材質が改良されパンツのような形となった。使い捨ての便利さも手伝って、多くのお母さんたちは、そのパンツをはかせた。

ある夕方、診察室に、三歳過ぎの男の子を連れたお母さんがやってきた。その子は時々おなかが痛いと言って、落ち着かなくなるという。

お母さんは、

「オシッコは、トイレでできたのに、ウンチはだめなのです。いくら言っても」

と言う。

ウンチの時はおむつを当て、廊下の隅か、カーテンにくるまって出すので、慣らそうとして、おむつをはずしていたら、便秘になったという。浣腸して、トイレで排便させると、固い便がたくさん出て、男の子は機嫌良く帰って行った。

オムツのままで生活していた子が、三歳になって、急におむつをはずし、排便はトイレでと教えられても、ウンチは、おむつをしてないと、駄目な子がいる。そんな子が時々便秘になって、診察に現れるようになった。

紙のおむつは、更に改良を続け、濡れても、子どもには不快ではないらしい。

その後、私は診療所を閉じたが、委託事業の乳幼児健診だけは続けていたので、毎月子どもたちを診ることができた。

ある日、三歳児を診察しているうちにおむつをしている子が多くなったことに気がついた。

私がこの健診に携わってからもう三十年以上たっているが、十年位前には、おむつをしている子はいなかった。たまにおむつの子がいると、そのお母さんは恥ずかしそうに、

「まだ取れなくて」

と言うので、

「焦らないでも大丈夫よ」

と、こちらからなぐさめたものである。

初めのうちは、家庭保育の子どもに多く見られたが、最近は保育園や幼稚園に通う子の中にもおむつの子がいる。

私は、他市で同じ健診をしている若い医師に様子を聞いた。

やはり半分位の子どもがおむつをしているそうである。だが、おむつをはずすことについて、その医師は、

「こちらではずすようにと勧めても、初めの何回かは失敗しておもらしをする。そんな時、親が怒って、子どもをたたき、虐待が始まったらどうするつもりですか？」

私は返答に窮した。

常に結果を求め、失敗を許さない今の社会で育ったお母さんたちからみると、失敗が当たり前のおむつはずしは、イライラのもとになるらしい。おむつと聞くだけでストレスになるという。

おむつをはずすトレーニングは、親と子のコミュニケーションにもなっているのだが……。

健診現場の保育士さんに聞くと、おむつについては、お母さんから質問がなけ

れば、とくに助言はしていないという。

私は地区の小児科医の集まりの時、三歳児でおむつを当てている子が多いと、三歳の時点での自立が遅くなっているのではないかと発言したが、男の先生たちは、うんうんと同意するものの、特に返答はなかった。

三歳でおむつをしていても病気ではないし、医師が特に関わる問題でないのであろう。予防接種のほうが大事なのかもしれない。

その一方で、少数だが「おむつなし育児」＊1 をしている母親たちもいる。

その人たちは、常に赤ちゃんの様子をよく見ている。オシッコをしたそうな顔つきや、身振りを少しでも早くキャッチして、おまるをしたりトイレに誘ったりする。失敗しても当然と受入れ、楽しんでいるようである。自然と赤ちゃんとの接触は多くなり、信頼関係はいっそう強くなっていくように見える。

昨年秋、朝日新聞の育児欄*2 に、

「おむつ外し、子どもに合わせて」

という見出しで、子どものおむつをはずす年齢が上がっているという記事が出ていた。

日本小児保健協会の調査で、排尿のしつけを受けていない子の割合は、一九八〇年度は、一〜二歳未満で28％だった。二〇一〇年度は72％に増えている。

おむつを販売する会社の調査では、おむつはずれは一九九〇年には平均二歳四ヵ月だったが、二〇〇七年は、平均三歳四ヵ月だった。約一年、遅くなっているわけだ。

その理由について、育児雑誌などで「子どもの発達を見ながら進め、焦らなくてよい」という情報がひろまったのではともいわれている。

では、どんな時期が適しているか。専門医は、

「子どもが尿意を感じられるようになったタイミングで、はずす練習を始めて」

と助言している。

子どもの年齢でなく、

1　歩ける

2　言葉をある程度理解し数語は話せる

3　尿の間隔が二時間くらい空く

これらがおむつをはずす目安になるという。個人差はあるが一歳から二歳半位の場合が多いという記事であった。

お母さんたちは、これらを参考にしつつ、また自分の都合も考えて始めればいいのだ。

とはいっても、結構決心のいる事らしい。

一歳六ヵ月健診で、発育も良いのでおむつが取れそうだと私が助言しても、お母さんのほうは、早すぎないかと不安そうである。
始めたら失敗させないようにしなければと、思っているのだろうか。
私は、「失敗しても叱らないでね」と言うくらいになってしまった。

参考
＊１　五感を育てる　おむつなし育児　三砂ちづる　主婦の友社
＊２　子育て　朝日新聞　二〇一五年十月一九日

八　障害のある子どもたち

昭和三十四年、私は結婚し、Ｈ市に住むようになった。その頃は、駅前に商店が少しあるだけで郵便局もＪＲに乗って行かなければならない淋しい街だった。その後、子どもが生まれ、スーパーもできて便利になり、街もだんだん賑やかになった。

その頃、駅前通りを、午後、紺の制服姿の幼児が二人、幼稚園の帰りなのか、進んだり戻ったり、歩いているのをよく見かけた。私は無事に家に着くのか心配になり、しばらく見守っていたこともあった。

後にこの町に「心身障害児を守る会」ができた時、この二人の女の子の父親が会長であることを知った。双子のため難産となり、障害を負った子どもを育てるのに、市内に受け入れる幼稚園がなく、他の市まで電車通学しているとのことであった。

そして、このような子どもたちこそ早期教育が必要と、「守る会」の親を中心に、市内で幼児通園教育ができたのである。それまで、遅れがある子どもたちは、小学校の教育も就学猶予といわれて、教育を受けることができなかったのである。親たちも、家の中に子どもを囲って暮らす人が多かった。

初めは、守る会で部屋を借り、親の中で幼児教育の資格を持った人が指導していたが、間もなく市が建物を提供し、市の委託事業となった。

二歳から学齢前までの子ども十数人を、その年齢や症状に配慮して数人のグループに分け、週二～三回通園するようになっていた。

丁度、私が小児科の診療所を開設した時で、また守る会の会員でもあったので、嘱託医として、月一回健診を頼まれた。

それまで、小児科医として、ダウン症や脳性まひなどのお子さんと接することはあったが、それは治療の必要な時だけで、その子どもの生活に触れることはなかった。それで、障害をもつ子どもを知るには、一日を共にしてみないと分からないと思い、健診の当日は朝から子どもたちの遊びに加わり、食事も持参したお弁当を一緒に広げた。

園は広いプレイルームの窓側の棚に沢山の玩具が並び、床の上にも玩具屋かと思うほどいろいろの絵本、積み木、人形、ブロック、ままごと道具等があふれていた。

子どもたちは、朝、来園するとまず三十分くらい自由に、棚から好きな玩具を出して遊ぶ。ダウン症、脳性まひ、てんかん、知的障害、自閉傾向あるもの、または情緒障害など、私の知らない病名の子もいた。

年齢も二歳位から、学齢近いものまで、走り廻る子もいれば、お座りしかできない子、時には寝たきりの子もいた。

先生たちは皆の中に入って一緒に遊んだり、玩具の取りっこをうまく収めたり、新しい玩具の遊びかたを教えたり、時にはお母さんたちも加わって、賑やかであった。

そんな中で健診の日は、片隅に一人ずつ呼んで、体重や身長を測り診察した。屏風で囲ったりしない。皆から見えるほうが安心なのだ。

勿論お母さんがついているが、怖がったり、遊びたかったりで、おとなしくはしていない。泣く子もいる。充分に診察できないことも多かったが、繰り返しているうちに、だんだんそれなりに診察もさせるようになった。

ここで健診をするのは、卒園後、学校へ行って健診を受けるときの練習でもあった。

子どもたちの病気についてはそれぞれ専門の主治医がいるので、お母さんたちからは、日常の疑問、先々の心配などの相談が多く、私は自分の知る限りで答えるが、あとは一緒に考えるしかなかった。

そのうちに、「おかたづけ」のピアノが鳴って、玩具を皆で元の所に片づける。

その日の当番の先生を囲んで、皆並ぶ。お座りのできない子はお母さんが後ろから抱えたり、抱っこしたり、または他の先生が手伝う。まずひとりひとり名前を皆で歌う。

「○○ちゃん、○○ちゃん、どこにいます？」

自分の名前の分かる子は、

「はい」

と、手をあげて答える。分からない子は、皆で

「はーい」

と言って、そばにいる人が手伝って手をあげさせる。

そして次の子どもへ移る。

それからは、日によって、簡単なカルタ取りをしたり、お絵かきしたり、やさしい工作をしたり、先生たちが事前に工夫した手作りの教材で遊ぶ。

間もなくお弁当だ。めいめいお母さんの作ったお弁当を食べる。さっさと上手に食べる子、自分のよりお隣の方に手の出る子、ちっとも進まない子、すぐ立ち上がって遊び出す子、その度に先生は、助けにいく。

お弁当がすめばまた自由遊び、私は残りの子どもの診察をする。瞬く間に一日が過ぎる。

プレイルームは玄関の廊下から正面にあるが、その前右手に、母親たちが待機している和室がある。いつも何人かのお母さんが中央のテーブルを囲んで、食事をし、それぞれの苦労話などしていた。

健診が済んだあと、私はその部屋に行きお母さんたちの話を聞いた。

そこでは健診の時と違って、医療や医師に対する不満が話題になることが多かった。

脳性まひの子どものお母さんからは、

「難産で時間もかかったのに、母子手帳には何も書いてない」

「けいれんを起こし病院にいったら、かかりつけでないからと断られた」

ダウン症の子のお母さんからは、

「診察に行っても様子を聞かれるだけで、何も教えてくれない。行っても仕方ないのに、また来なさいと言う」

多動な子のお母さんは、病院に行く度に怒られるなど。

その頃は今のように、障害を持つ子に対する医師や、世間の理解も少なく、また専門医も少数で、お母さんたちの話を聞く私も辛かった。ただ聞いて、知る限りの説明を尽くすより仕方なかった。

だが、時と共にそのような話は減り、お母さんたちはお互いが助け合うようになった。将来子どもが自立できるための話し合いがあり、グループができた。それらは卒園後、パン工場や作業所の形となり、のちに公的支援を得ることもできて実を結んだ。

委託事業であったこの通園施設も、今は市の幼児教育の中に組み込まれ、乳幼児健診で、発達に注意の必要な子は、早くから相談や通園することができる。

発達に懸念があり、この通園施設を勧められた時、多くのお母さんが初めはためらう。そのことが、障害を決定するかのように思ってしまうのかもしれない。

だが、二〜三回試しに通園してみて、子どもが喜ぶからといって、決めることが多い。それでいいと思う。まだ二〜三歳の子どもを、早くから診断するより、今、何をするかのほうが大事なのである。

その頃、私の診療所の受付けを週三日手伝ってくれていたTさんは、障害学級に通うお子さんを育てていた。

Aちゃんという女の子で、ダウン症であった。

障害学級は小学校に併設され、少数のクラスで特殊教育を受けながら、給食の時に普通学級と交流ができた。Aちゃんは三年生だった。

生まれた時、ダウン症とともに心臓疾患や口蓋裂の合併症もあり、どれも適当な時期に手術が必要で、その育児は大変だったという話を聞いていた。

Aちゃんは、素直で、明るく、人なつっこい子だった。

ある時、学校が早く終わって、お母さんを迎えに来た。私が顔を出すと、にっこりして、

「先生、こんにちは」

と挨拶し、そのあと
「いつも母がお世話になります」

と言うので、びっくりしてしまった。お母さんが普段言うのを聞いているらしい。

そのTさんが怒ったことがある。

その頃、同じ市内で六ヵ月のダウン症児を持つ母親が、四歳の上の子も一緒に母子心中した事件が新聞で報道され、話題になっていた。

その母親は小学校教諭で復職寸前の出来事であった。父親がAちゃんの行く学校の教師で、お葬式には、同僚の先生方が出席するため、Aちゃんたちは午前授業になった。Tさんが迎えに行くと、障害学級の担任の先生が言った。

「あなたならその人の気持ちがわかるでしょう!」

安易な言葉にTさんは怒りがこみ上げた。

「生きて育てていくほうがずっと大変なのに」

と言う彼女の涙をみて、その苦労が私など想像の及ばない、筆紙に尽くせぬものを感じ、何も言うことができなかった。

はるか昔、入学を前にした相談会で、学校側と保護者の間で結論が出ないまま終わりになっていたことを思い出した。

最近の報道によれば、日常的に経管栄養や痰の吸引を必要とする医学的ケア児を受け入れる法の整備も進みつつあるとの事。

かねてから、障害のある子たちが、医療と教育、福祉のもとに自立して生きていけるようにと願っていたが、今は少しかなえられてきていると思う。

九　学校医の経験

私は長い間、幼稚園、保育園、障害児の通園施設等の嘱託医を経験したが、小学校の嘱託医は、診療所をやめる前の数年だけであった。

近くの小学校は、先輩ともいうべきM先生が創立以来の校医で、皆の信頼も厚く、生徒もほとんどかかりつけ医であった。

ある日の夕方の診察時間、早くから見慣れない親や子どもたちが、待合室でガヤガヤ診察を待っていた。

ひとりで来ている子どももいる。

初めに診療室に入ってきた親に聞いてみると、

「明日、学校でマラソン大会があり、毎日練習していた。ところが今日になって、子どもが頭痛を言い出したので、学校に言ったら、参加して良いかどうか、医師と相談するよう言われた。生憎、校医のM先生は午後休診なのでお願いします」

とのこと。

あとの子たちも咳とか腹痛とかそんな理由で来ているのだが、私にとって初めて診る子ばかりである。

聴診器ひとつで何が分かるというのか。呆れたけど、どうにかしなければならない。

とりあえず診察し、

『聴打診上、異常を認めません』

と、書いただけの紙を渡した。

診察料を貰う気にもならず、親のほうは、学校の依頼だから無料は当然と思うのだろう、当たり前という態度だった。

翌日、M先生に電話をすると、

「養護の先生が新任で、慣れないせいか、そんなことしているのですよ」

当惑したような返事であったが、私も当惑した。

そのM先生が亡くなられたあと、私は校医の委嘱を受けた。

学校医は、毎年、四月頃全員を診察することと、夏プール開始前、心臓疾患や癲癇などのある子のプール参加の相談、冬になって入学前の身体検査をするくらいであった。

その頃も、すでに登校拒否やいじめの報道はあったが、現在ほどひどいものではなかった。

私の任期中、登校拒否児が一人いたが一度面談しただけであまり記憶に残らず、またいじめについては何も聞かなかった。

任期中、これらについての講演会などに出席した。学校保健会主催の講演会の時だった。百席程度のホールの会場は、週日だったせいか出席者は十数人ほどで、寒々としていた。演者は、この方面のカウンセラーの中年の女性で、話は具体的で細かく、熱の入った口調であった。

その頃、いじめによって自殺したO君のことが、新聞やテレビでも大きく報道され、社会的な関心を持たれていた。講演の終り頃、自殺したO君について話された。

彼は、グループの友人に乱暴されたり、自転車を壊されたり、お金をせびられたりし、ついに家の中の物をたびたび持ち出し、お金に換えたりしたのだった。

それでもそのことを誰にも話さなかった。

両親は、何度叱っても改まらない息子の行動に、ついに教護院に入れると言った。

その翌日、彼は遺書を残して、自殺した。

そこで初めて、いじめに遭っていることが分かったのである。


ただ一人、O君の様子がおかしいと思っていた人がいた。

それはO君の壊された自転車を修繕していた自転車屋さんだった。

彼は、繰り返される破損に、これはただ事でないと感じ、学校にそのことを告げに行った。しかし、学校側はこれを取り上げなかったそうである。

演者は、告げた人に地位や肩書があったら、学校側の対応は違っていただろうと述べた。

それから一年後、「不登校」という演題の講演会が、同じ主催者により同じ会場、同じ時刻に行われた。行ってみると、今度は満席だった。不登校は学校にとって大問題だが、いじめだって同じではないか。

チラシを見ると、演者は公立小学校長であった。私は「肩書き」の話を思い出した。

その後、入学前身体検査が行われた。

二月か三月だったと思うが、四月から入学する子どもの様子を、事前に把握するためだろう、その身体検査であった。

学校の控室に保護者に付き添われて子どもが集まる。そこへ上級生が来て、子どもを一人ずつ連れて長い廊下を歩き、身長、体重など計測室や検査場へ案内する。

多分、最後が内科の診察だったと思う。終ると控室に戻り、それぞれの父母に引き渡して終りとなる。
五、六年生の上級生が、弟や妹のような子の世話をしながら連れて歩くのは、微笑ましい光景であった。
初めは、お互いに、一寸照れくさそうに、手をつないだりしていたが、すぐ仲よく遊んだり、時に迷子になったりして、楽しそうに見えた。

ところが翌年から、生徒の手伝いはなくなり、保護者が付き添うことになった。コートや荷物を持って、子どもを連れて表示された教室を歩く。親と子の足取りはのろく、なかなか進まない。
診察していても、親から病気の質問が出たりした。

その理由は、こうした行事に子どもを使うのはいけないという、反対の声が出たためと後から聞いた。だが学校の先生に聞いても、それについて何も知らないとの事だった。

現場の先生の意見も聞かず、ほぼ一方的に決まるとは……。

現在はどうなっているか知らないが、私には、鉄筋コンクリートの厳めしい小学校は、仰々しいだけで、淋しい中身に見えた。

十　昭和から平成まで　乳幼児健診五十年

乳幼児健診とは、市町村が母子保健法に基づいて乳幼児に対して行う健康診査である。

赤ちゃんは、四ヵ月、一歳六ヵ月、三歳になると、居住する市町村で健康診断を受けることができる。身長、体重を計測し、発育や生活について、保育士への相談や医師の診察を受けることができる。

初めの頃は、東京都の事業で、四ヵ月児と三歳児のみであったが市に移管されてから一歳六ヵ月健診も加わった。

私は、昭和四十年頃から今まで、この事業に携わってきたので、その間に大きく変わって来たことを感じる。

【三～四ヵ月児健診】

出産後の一ヵ月健診を過ぎてから赤ちゃんの発育、先天性の病気を見つけるなどのために始められた。

昔は、赤ちゃんたちは、お母さんに抱かれ行列を作って順番を待った。

赤ちゃん用の小さなベッドに、赤ちゃんを寝かし、医師は立ったまま診察する。

ほんの数分の診察で、思いがけず、心臓の悪い子、ダウン症など生まれつきの病のある子、先天性股関節脱臼の疑いの子などを発見すると、その場でお母さんに告げなければならず、辛いこともしばしばあった。

病気がなく、体重が増えていれば、それだけでお母さんたちは安心し、満足して帰っていった。

今ではカーテンやつい立てで一応仕切りがあり、一人ずつプライバシーが配慮されている。また周産期医療の進歩によって、病気のある子は、すでに診断を受け、健診の時点では治療すべきものは医療機関で管理されていることが多い。

だが、現代のお母さんたちの心配は多い。

首座り、便秘、頭の形、湿疹、反り返り、体重が多い、又は少ない、よく泣く、眠らないなどである。ほとんどが何でもないのだが、そういう心配を持ったまま、三〜四ヵ月健診まで待っている人が多い。かかりつけ医はいないのだろうか。

近年、予防接種の種類が増え、医療機関へ行く機会が多くなっている。注射の前には必ず診察があるのだから心配な事は聞きなさい、とアドバイスするのだが、「先生は忙しそうだから」と、お母さんたちは遠慮しているようだ。

母乳栄養の子が多く、お母さんたちが一生懸命、育児に励んでいる様子がうかがえる。

赤ちゃんは母乳を飲みながら、ジッとお母さんを見つめる。ときには飲むのをやめてアー、ウーといわゆる喃語《なんご》で話しかけてくれて、こちらも、笑顔でやさしい返事をすると、更に声が大きくなり、やり取りが続く。母親としては至福のひ

と時である。＊1

母と子の絆がしっかりと結ばれていく時でもある。

人見知りは未だ少ないが、お母さんの顔は覚えているので、診察台に寝かされると、まわりを見まわして、お母さんを探す。周囲の様子を感じていて、不安になり泣く子もいる。

発育の早い赤ちゃんは、もう寝返りができる。それからお座りをし、ハイハイになっていく。

ハイハイをしないで、つかまり立ちをして、一人歩きになる子もいる。

ハイハイは全身運動であり、早くから自分の思うところに行ける喜びもあり、是非経験させたいと思う。

赤ちゃんのおむつは近頃、可愛いピンクや水色の紙おむつがほとんどである。

その中央に、細長いテープがついていてオシッコでおむつが濡れると色が変わるようになっている。赤ちゃんは泣いて知らせなくても、いつもきれいなオムツの中にいるのである。

この時期のお母さんたちは、皆素直で、一生懸命である。

昔は、お祖母ちゃんが付き添って、お母さんの後ろで見守る様子が時々見られたが、近頃はない。孫の育児には干渉しないという事かもしれないが、お祖母さんの適当なお手伝いは、お母さんの孤立を防ぎ、孫にも心強い存在と思うけれど……。

毎年、三月になると、もう四月から保育園に預けなければならないと訴えるお母さんに出会う。育児休暇が一年取れるのに、保育園に入れるのが四月からなので、今入園しないと、一歳になってからでは満員になっていて、入れないと言う。

保育園での一歳児の枠が少ないのだ。お母さんの訴えを毎年聞きながら、こちらではどうにもならない。

先日見学した市立保育園では、ゼロ歳を減らし、一歳児の枠を増やしたと聞いたが、現場の判断で決められないのだろうか？

【一歳六ヵ月児健診】

この時期はちょうど、ひとり歩き、始語（赤ちゃんが初めて言う意味のある言葉）が見られるようになり、発達の遅れを客観的に、また心身の障害を、早く見つける事ができる。

また両親の育児の態度も知ることができる。

ほとんどの子どもが歩き、言葉も単語の二、三は出ている子が多い。

言語については、周囲の言語による働きかけによって、言葉を憶え、理解するようになるので、この時期は大切である。言葉のやり取りによって、愛情の交流にもなる。

自我が芽生えてきて何でも自分でやりたがり、人のマネをするのが大好きである。

またその動作も、多動な子もあれば、人見知りが強く親の膝から離れない子、など個人差が多い。

理屈は分からなくても、勘は鋭く、ごまかしのきかない時期でもある。

また、泣く子が多く、診にくいことが多い。広い会場では一人が泣きだすと、その泣き声を聞いただけでも泣く子が増えてくる。

泣かれれば、診察以外に子どもとの会話や、お母さんとの話ができなくなり困るのだ。日頃の育児についてのお母さんとの会話は大切だ。

ことに言葉のはっきりしない子どもや、落ち着きがなく、多動の子は、個人差が多いので、二歳まで様子を見ようとなる場合が多い。その間、母親の心配は大きい。お母さんたちはとかく、発達障害があるかどうかと、診断を迫る人が多いが、この時期では、早期診断よりも、今何をするか、子どもに対しては言葉による働きかけが大事である。言語聴覚士などの助言が欲しいと思う。＊2

おむつも、もうはずせそうな子どももいるが、最近は、全体に遅く、お母さんの方でまだ早いと尻ごみの状態である。

昔の育児書を見ると、排尿のしつけは、二歳までで、既に済んでいることとして書かれている。マネが大好きで、自分でやりたがるこの時期に、子どもの様子を見ながら試みてもよいのではないか。＊3

おむつ外しは、どのやり方がその子に効果があるか、わからない。お母さんの工夫や、考え方もあり、個人差がある。

市町村で発行している母子手帳には、各月例別に、その成長にあわせ食事、運動、歯磨き、遊び、発達に対して、それぞれ、具体的な助言が書かれているのに、おむつをはずすことについて一言もないのは不思議である。又、健診の時も、親の方から相談のない限り、保育士さんの助言はないそうだ。

一歳六ヵ月児健診の時すでに、その子の上か下に、兄弟がいることも多い。

私はその子がどうしているか聞いてみる。うちで誰かに見てもらっているとか、保育園とか、連れてきている時もある。そんな時、兄弟を育てる悩みを話しだす人もいる。

ある時、三歳のお兄ちゃんがいて、

「今、保育士さんと遊んでいます」

と言うお母さんがいた。そして、
「初めから子どもは三人産むつもりでした。それで二人目はとても抱くわけにはいかないと思い、生まれてから子どもに抱っこと言われても抱きませんでした。そしたらこの頃は、私の所に来なくなって、今も保育士さんと遊んでいて、呼んでも来ないのです」
驚いて子どもを見ると、保育士さんを相手にニコニコと楽しそうに遊んでいるが、お母さんが呼んでも来ない。今からでもいいから時に抱いたり、なでたりしてスキンシップをと話をしたが、今まで相談するチャンスがなかったか考えさせられた。

【三歳児健診】

子どもを診察する時、お母さんが椅子に座りひざに子どもを抱いてこちらに向けることが多い。

三歳児の健診では、私は、お母さんだけ椅子に座らせ、その前に子どもを立たせて、診察をするようにしている。お母さんが後ろに居れば、もう一人で人の前に立てるという自立の気持ちを親にも子どもにも感じてほしいと思うからである。だが診察の気配でお母さんの膝にしがみついて泣く子もいる。

三歳の時点では、食事、着衣、排泄など、基本的生活習慣の自立が目標になっている。

十年前まで、三歳児健診でおむつをしている子に出会うことはなかった。

調査によれば、約一年遅くなっているという。使い捨てで履き心地の良い紙おむつは、親にとっても、子どもにとっても取りがたいものらしい。

個々の立場から見れば、おむつはずれが一年遅くなってもどういうことはないかもしれないが、三歳の子どもの自立がそれだけ遅れるということは、先々何か影響をおよぼすことはないだろうか。

三歳になると、もう、保育園に通っている子どもも多い。

あるお母さんが質問してきた。

「この子は、休みの日は自分で食事できるのに、保育園に行く朝は、私が食べさせるまで食べないのです。いいでしょうか」

食べさせてあげれば素直に保育園に行くと言う。

見ると大きな目の、真面目な感じのお母さん、その子も、大きな目、思わず、

「いいじゃないの、それくらい、甘えさせてあげても」

と、言ってしまう。

私はこの子が、お母さんに食べさせてもらうことで、自分自身にけじめをつけ

ているのだと思うといじらしい気がした。

「家にいる時と違って、保育園では、ずいぶん我慢していることもあると思いますよ。まだ小さいのだもの……頑張っているのだから……」

お母さんは、ワガママではないかと思っていたようで、話を聞いて納得してくれた。


驚くような育て方をしていて、心配になることもある。

「この子は、リンゴをリンゴと言えないけれどアップルとは言えます」

と、言うお母さん。聞くと、英語のできる子に育てたいので、毎日英語のDVDを見せているとのこと。

「一日中喜んで、見ています」

と、お母さんはむしろ自慢気であった。日本語も充分できないのに……。

つい最近、健診に来た女の子はきちんと私の前に立った。しっかりしている感じだった。お母さんが言うには、

「うちの子は、親子げんかになると、家出するのです」

「どうして？」

「自分の思い通りにならないと、家を出ていくって言って、さっさと、玄関から外へいくので、追いかけるのです」

驚いたが、テレビでも見てマネしているのかと思ったら、

「私たちが夫婦げんかするといつも、家を出ていけ、出ていきますとなるので……」

お母さんは笑いながら続けた。

「雲行きが怪しく、険悪になると、この子は面白いことを言ったり、ふざけたりして、雰囲気を変えようとするのです……」

なんという親。三歳の子どもが親の喧嘩を心配しているのだ。

お母さんは、分かっているけど喧嘩に負けるわけにはいかないという様子だ。

私は、子どもの前で喧嘩をしないでと月並みなことを言ったが、後でもっと方法がなかったか考え込んでしまった。


近頃、暴力をふるったり、イライラで切れる子どもが、小学生低学年に増えていると聞いている。その原因が入学前の家庭教育にあるのではないかという話も聞いた。

そうだとすると、乳幼児期に行われる健診は、単に病気を見つけるだけではなく、子どもも親も、どんな生活をしているか見る必要もあると思う。

もう何十年も前だが、私の子どもが幼稚園生だった時、幼稚園で、児童心理学早川元治先生のお話を聞いたことがある。その時、

「皆さんは、子どもを幼稚園に入れて、おまかせして一安心と思っているかもしれないが、人を愛する心、花を美しいと愛でる心、やさしい心は、集団の中では育ちにくいのです」

とおっしゃった言葉が今も忘れられない。

その後、先生は急逝されて、その著書をさがしたが見当たらず、残念であった。

近頃のように、乳幼児期から小学校就学前まで、保育園で長い時間集団生活を送ることが子どもの成長の過程で、情緒の面でどんな影響を与えるか、研究する必要はないだろうか。

参考

＊1　新「育児の原理」あたたかい心を育てる

内藤寿七郎　角川ソフィア文庫

＊2　健診とことばの相談　　中川信子　ぶどう社
＊3　やさしいおむつはずれ　　帆足英一　赤ちゃんとママ社

十一　働くお母さんと子どもの病気

私の診察室には、いろいろなお母さんが来た。

初めの頃は、専業主婦の人が多かったが、だんだん働くお母さんが増え、夕方の診察時間が混むようになった。

時には、朝早く来て、薬を飲ませてから、保育園に行くというお母さんもいた。薬だけ飲ませればいいという感じになってきた。

そんな中で、子どもが小さい間は、母親は家にいた方がいいという考えで、幼稚園の女の子を楽しみながら育てているお母さんがいた。

いつも明るく、きれいな声で、一人で幼稚園に通うようになった子どもの話を嬉しそうに私にしてくれた。

その子が小学一年生になった時、風邪を引いて診察に来た。

幼稚園の時より一回り大きくなった感じだった。

「学校から帰ると、友達と約束したと言って、ランドセルを置くや否やすぐ飛び出して、夕方まで帰って来ないのですよ。くたびれて風邪を引いたのだと思いますよ」

お母さんはそう言って笑った。熱もなく、鼻風邪だけで学校を休むこともなく治った。

夏休みも過ぎ、二学期が始まった頃、また鼻風邪を引いて来院した。少し背も伸びて、小学生らしく落ち着いた感じになった。診察が済むと、一人で待合室に戻って、棚にある本を読みだした。

お母さんは残って話し出した。

「私、働き始めたのです。学校から帰ってすぐ遊びに行って夕方まで帰って来ないので、もう大丈夫なのかと思って……。そうしたら、学校から帰っても、遊びに行かなくなってしまったのです。ちゃんとおやつも用意してあるのに……。あちこち親戚やら、友達に電話して、落ち着かなくなったので、私、仕事をやめました。まだ早かったかもしれませんね」

私にはお母さんの判断が嬉しかった。

その子は、学校から帰った時、お母さんが家にいるので安心して遊びに行けたのだ。留守ということは仕事と分かっていても不安なのだろう。

当時はまだ学童保育はなかった。それで、このお母さんは、仕事を辞めた。一度仕事を始めたら、やめることも再開も大変なことと思う。

その後、他の人から、同じくらいの年の女の子を持って勤めている人の辛い話を聞いた。

女の子は、風邪で熱を出して寝ていたが、お母さんは勤めに行かなくてはならなかった。

その時、その子が起き上がって、

「お母さん、私と、お仕事とどっちが大事なの？」

返事ができなかったそうだ。

病気でなくても、母親の行為が子どもの気持ちを傷つけることを知って、驚いたことがある。

ある夕方、三歳の男の子とお母さんが来院してきた。以前来た時、お母さんは保育士の資格があるがまだ子どもが小さいので働きに出ず、子どもと家にいると言っていた。

その日、その子は、お母さんのスカートをつかんだまま離れなかった。診察室に入ってきた時も。風邪ではなかった。

お母さんの話によると、近くの保育園に勤めることにした。幸い三歳児室が空いていたので一緒に通えるのも都合いいと思ったそうだ。

ところが二、三日して、子どもの機嫌が悪くなり、ワガママになった。気に入らないと暴れることもある。急な変化にお母さんも保育園に行くことに原因があるのか、と相談に来たのであった。

聞けば、お母さんはゼロ歳の受け持ちの赤ちゃんを抱っこしたまま三歳の部屋を覗きに行くことがあると言う。自分の子どもがどうしているか、気になってのことだが、お母さんを見た子どもの方が驚いた。

自分のお母さんが、知らない子を抱っこしている。それも毎日だ。

彼は我慢できなかったのだろう。お母さんの仕事を理解するのはもっと大きくなってからのように思えた。

水疱瘡や、流行性耳下腺炎にかかると、治って、学校に行くとき、医師の治癒証明書が必要になる。

水疱瘡など、体から小さな水ぶくれができ、二、三日で手足に拡がる。その頃はもう元気で退屈するようになる。そんな時、もう学校へ行ってもいいのではないかと連れて来る。生憎、手のひらなどに後から出ると、そこにはウイールスがいるので、乾くまでは証明書は出せない。そんな時、

「子どもが、学校へ行きたがる」

と、お母さんに言われることが多い。

「これから世の中に出た時など、何事も思うようにいくとは限らないのだから我慢することも勉強のひとつよ」

と、言って、説得するのだが、お母さんの身になるとそうはいかないらしい。

後日、保育園に行った時、他医からの証明書をもらって登園しているのを何人か見た。私は少し厳しすぎるのかバカ正直なのか、反省してみたり自己嫌悪に陥ったりした。

私自身は、四女で生まれ、母は専業主婦だったし、末娘として可愛がってもらっ

たが、それでも病気で学校を休むと、母を独占できて嬉しかった気持ちを憶えている。

それで母親が働いている場合は、子どもにとって、病気は嬉しいのではないかとつい思ってしまうのである。

十二　予防接種

病院の勤務医をしていた友人たちが、七〇歳近くなって、定年退職し、旅行をしたりして楽しんでいるのを聞いて、開業の道を歩いた私も、もうやめていいのではないかと思うようになった。

だが、引退してすでに老人ホームで生活している先輩からは、年金生活の厳しさなどからか、

「予防接種だけでも続けて、診療所は閉めないほうがいい」

とアドバイスされた。

だが私には、予防接種は気楽な仕事ではなかった。

健康な子どもに、免疫を作るために注射するのである。理屈は分かっていても、子どもからいえば痛いし、親からいえば副作用が心配である。医師からいっても楽しい仕事ではない。

数年前のことだった。五歳ぐらいの男の子に日本脳炎の予防注射をしたところ、注射した場所が赤く腫れたと翌日来院した。日本脳炎の注射後は、その部位が多少赤くなることはあっても腫れることはあまりない。静かにして様子を見るようにと言って帰した。

翌日、もっと腫れたと言ってきた。直径五センチくらいの大きさで赤くなり、そのまわりも盛り上がっている。熱はなく、今までに虫刺されなどで腫れたとか、アレルギーもないと言う。

注射による副作用を考え、念のため近くの病院に紹介した。

だが、その日の午後、配達された小児科学会の雑誌を見ていたら、たまたま、

「脳炎予防接種後脳症を起こした一例について」

という演題の論文に気がついた。

同じ五歳の男子、接種から一ヵ月後、脳症を起こし、ずっと意識がないままだと

いう。私は、ドキンとした。

あの子は大丈夫だろうか……。まだ3日しかたっていないが、脳炎を起こした子どもの接種部位は、どうなっているのだろうか？　初めの症状はどうだったのだろう。

日本脳炎の予防接種後の脳症は、知っていたが……その原因は解ってない。

その論文が京都の病院の先生だったので、名簿を見たりして医局をさがし、翌日電話してみた。先生は留守だったが夜になってから電話を下さった。病状は変わってないが、その子の注射局所は、初めから変化なかったということであった。二日ぐらいして、発赤は取れてきたので、たぶんアレルギーではないかとのことであった。

私はホッとした。

今思うと、何でこんなにに心配したのか不思議な気さえする。今は予防接種後健康被害救済制度があるが、当時ははっきりしていなかった。

「予防接種による事故は、医師の方も被害者である」

と、言った小児科の先生を思い出した。


麻疹の接種は、現在二回打たれているが、当時は一回だけで、一歳から受けることができた。間違って二回打って、役所に叱られたことがある。

私は、乳幼児の予防接種は、週一回、時間を決めて行っていた。病気の子どもと待合室で一緒にならないようにするためである。

Ａ君は三歳になっていたが発達障害があり、風邪もたびたび引いて、麻疹のワクチンを打つ時がなかった。お母さんは心配し、焦っていた。それで私はお母さんに、予防注射の時間でなくてもいいから、調子の良い時に連れてきなさいと言ってあった。

「今日はAちゃんのご機嫌が良いので、お願いします」

と、連れて来た日の午後は生憎休診で、いつもお手伝いをする介助の人はいなくて私一人だった。

A君がおとなしくしているかどうか心配だったが、A君はお母さんに抱かれて、暴れることもなく、診察を受け、注射も無事に済んだ。

A君は、お母さんに抱かれていれば、私一人で対応する方が落ち着くようであった。

カルテと予診表に記入し、母子手帳をと言った時、お母さんが慌てた。

「持ってくるのを忘れました。すみません」

「じゃ今度、持ってきてね」

ひと仕事済んでほっとした気分であった。

それから一ヵ月も過ぎて、市役所から電話がかかった。

「先生！　二重請求ですよ。Ａさんの予防注射」

何のことかと思った。

それは市の健康課からで、先月私が請求したＡ君の麻疹ワクチン液の請求は、すでに半年前の三月に済んでいるとのこと。私は慌ててカルテを出し読み返した。三月の欄に一行、麻疹接種と書いてあるのを見て愕然とした。済んでいたことをすっかり忘れていたのだ。

すぐ今月の請求を取り下げたが役所の職員は

「一回だけでいい予防接種は強いのでしょうから、そんな強いのを二回もしたらどうにかなるのではないですか」

と言う。

「生ワクチンだから大丈夫です。そのぶんだけ免疫はできています」

いろいろと、説明してもぶつぶつ言っている。

役所は費用のみならず事故も心配なのだろう。

Ａ君のお母さんは、ワクチン代を支払いますと言ってくれたが、これは母子手帳やカルテを確認しなかった私の落ち度なのでしかたない。

今、麻疹は二回接種になっている。

悪意で二重請求したのではないのに、後味の悪い思い出になった。


予防接種のおかげで、麻疹を始め、子どものウイールス病の流行は減少した。

そのためか、予防注射をしないという親が出てきた。

だが、風疹だの百日咳だの思いがけない流行が時々報じられている。

三歳児健診の時、

「うちは予防注射しません」

と、聞いたわけでもないのにはっきり言う人が現れた。

「どうして？」

と、聞くと、

「子どもを守るためです」

私たちは、子どもを、病気から守るために予防注射をしているのだ。

この人たちは、たぶん予防注射の副作用を心配しているのだと思う。

だが今、流行しないのは、多くの人が副作用を心配しつつも、予防接種を受けているからだ。

これから増えていきそうな問題である。

十三　小児科医のたのしみ

もう二十年位前になるだろうか、私は、T駅ビル内のカルチャー教室の生徒になった。

月二回のエッセイ教室である。

初めての講義の日、前期から通っている生徒の書いたエッセイが、先生に次々と読み上げられていた。

どれも、皆「サービス」という題であった。

終り頃になって、ある薬剤師さんのエッセイが読まれた。

それは薬局で薬を渡すとき、患者さんから病気のことをいろいろ聞かれて、その説明をするのが一仕事だという内容であった。言い換えると、患者は医師に対して直接何も聞けない実情を訴えたものであった。

その時、先生が、

「近頃の医師はパソコンばかり見ていて、ちっとも患者の方を見ないね。質問する雰囲気じゃないよね」

とおっしゃるのを聞いて、先生もと驚いた。

小児科医としては反射的に、「そんなことありません」と心の中で反論したが、考えてみるとそういう雰囲気の医師がいることはやはり否定できないと思った。

だが、診療以外の場でそういう声を聞くのは嫌だった。

今までも絵画教室や子どもの行事、父母会等で医師の話題を聞くのは経験済みである。ここエッセイ教室でもかと思いながら当分、私の履歴は秘めて、専業主婦の生徒として書くことにした。

振り返ると、勤務医としてスタートした私は、結婚後、勤務を辞めて、三人の子どもの育児と、週二回のバイトなどの生活に切り替えた。

しかし、三人目が小学校一年生になった頃、家庭と診療の両立も可能であると考えて、裏庭の物置を壊して小さな診療所を開設したのである。

聴診器と体重計ぐらいの設備で、机も椅子も小さいものにし、なるべく普通の部屋の感じを心掛けた。

初めの頃は私ひとりで対応していたので、子どもから見れば自分はお母さんと二人。相手の私は一人なので、診療も怖くない様であった。

田舎の診療所のように一日に二、三人で、のんびりと楽しかった。

私のことを、

「おばちゃん」

と、呼んで話しかける幼児に、お母さんが慌てて、

「違うわよ、病院の先生よ」

とたしなめると、子どもはちょっと考えてから、

「違うよ！　病院のおばちゃんだよ」

と叫ぶような大声に、皆で大笑いしたものだ。

寒くなり、風邪や麻疹が流行ったりすると、子どもの泣き声などが響き、賑やかになった。

私はなるべく分かりやすく説明をするよう心掛けた。


だがあるとき、診療が終わって、窓口で会計をしている母親に、子どもが、

「お母さん、今日も叱られちゃったね」

と母に同情する声が聞こえてびっくりした。叱った憶えはないのに。

お母さんも驚いたように、

「違うよ、先生は、教えて下さったのよ」

と子どもに言っているが、それは私の声が、大きくて、いろいろ説明するのが
子どもには、

「お母さんがお説教されている」
と聞こえるのであった。
その上、混んでくるとつい早口になる。声も高く、それがますます怒っている
ように感じられるらしい。素直な子どもの感想に大いに反省させられた。
やがて働く親が増えると、午前中より夕方になって混むようになり、玄関の前に、
自転車や車が止まって、騒がしくなった。
下痢する風邪が流行ったことがある。お粥や、食べ物の話をしても、お母さん
はこちらを見ていない。何を考えているのだろう。
私はお母さんに話しているのに、お母さんが子どもに、
「よく聞いておきなさい」
と言う人もいて、面食らった。

四ヵ月くらいの赤ちゃんが、風邪を引いたと連れられてきた。お母さんが運転免許を取るため教習所の保育園に入れたら、鼻汁を出すようになったと言う。

「初めて集団に入ると、いろいろ病気をもらうのは仕方ないのよ」

と説明し、鼻汁は黄色く、喉も赤いので薬を出すと、

「こんな小さな子に、薬飲ませていいのですか？」

と不平そう。こちらだって飲ませたくないのだ。

小さいうちは、集団に入れることが風邪を引くもとと話したが、どれだけ納得してもらえたか分からない。

そうかと思うと、三歳くらいの子どもを連れたお母さん
「先生この子、保育園に入れたら、よその子をぶったと言われちゃったのです」
「どんな時、ぶったの？」

「玩具のとりっことか気に入らない時……」

と、お母さんが説明していると、坊主狩りの頭で、くりくりした目の男の子は、初めはおとなしくしていたが、飽きてきたのかお母さんの膝の上で、反り返って足を伸ばした。

途端に、お母さんは、

「だめじゃないの！」

と言って子どもの頭を平手で叩いた。

　分かった！

普段お母さんに叩かれているその子は、人を叩いていいと思っているのだ。

「子どもはお母さんのする事をマネするのよ」

と言うと、驚いて、「これから気をつけます」と言って帰った。

お母さんは、なにげなく叩いていたのかもしれない。

その頃、フィリッピンや、韓国の人と思われるお母さんが、子どもを連れて受診に来ることが度々あった。日本人と結婚し、夫の国で暮らしているのだ。おぼつかない日本語の人もいて、夫がついて来ることもあった。彼女たちの子どもへの穏やかな対応、子どもに向ける優しいまなざし、育児に一生懸命な様子。私は、昔の日本のお母さんの姿を思い出した。

やがて、私の診療所の近くに、若い先生たちの診療する内科や耳鼻科の医院ができてきた。

風邪を引き鼻汁の出る子どもはまず耳鼻科に行き、咳が出てくると内科へ行く。普通の風邪位はそれで大半は治る。

何も小児科に来なくてもよいのだ。

麻疹等の流行がなくなり、変わって、インフルエンザの流行が報じられるようになった。インフルエンザは、冬になると、毎年流行していた。高熱を出し、時に脳炎をおこすことがあるが、私には麻疹より単純な気がしたが、大人も罹患するので、社会的には影響が強かった。

学童は毎年二回、予防接種をしていたが効果があるとは思えず、学級閉鎖もしばしばあった。

結局、予防接種は抵抗力の弱い、高齢者と、乳幼児だけになった。

一方、薬については、タミフルが効果があるとの事で、子どもの薬用量や副作用も正しくわからぬまま使われ始めた。

私はこうしたやり方についてゆけなかった。自分がもう古いと感ずるようになった。

内科医の友人は七十五歳までは現役で大丈夫と言ってくれたが……。

診療所を閉鎖し、市から委託されている乳幼児健診だけが小児科医師としての仕事になった。

毎月二〜三回の健診で子どもたちに逢って、私は元気をもらった。

ことに、小さい時診た子どもが成人して母親になって、

「先生、私の子どもです」

と覚えていてくれたときは驚いた。

そんな思いがけない神様からのご褒美がときどきあって、私にとって乳幼児健診は、楽しみでもあり、生き甲斐になった。

そして、はじめのカルチヤー教室のように、エッセイも書くことができるようになったのである。

【著者紹介】

岩崎と志子

1927年（昭和2年）9月2日東京生まれ。1950年東京女子医学専門学校卒業。1951年東京女子医科大学細菌教室助手を経て、1954年から1960年まで国立東京第一病院小児科研究医員。1972年武蔵野赤十字病院小児科非常勤医師。1974年日野市にて岩崎小児科医院を開設。日野市の保育園医、市の乳幼児健診も担当するかたわら、障害児通園施設の嘱託医として障害児の早期教育支援にも積極的に関わる。2004年医院を閉じたが、今も市の乳幼児健診を続け、育児の相談にも力を入れている。

著書「昭和の子供よ、僕たちは」（武蔵野デジタル出版）

やさしい心をはぐくむ

赤ちゃんが喜ぶ育児

発行日：2017年9月2日　初版発行

著：岩崎と志子

イラスト・装丁・DTP：Mio Silvey

発行人：牛田肇

発行所：武蔵野デジタル出版㈱

〒180-0004　東京都武蔵野市吉祥寺本町1-26-4　i-office 吉祥寺

電話0422-28-4331　FAX0422-21-0330　URL http://ms-dp.com

発売所：㈱星雲社

〒112-0005　東京都文京区水道1-3-30

電話03-3868-3270

ISBN978-4-434-23827-7　C5077